博 物 之 旅

身体密码
人体漫游

芦 军 编著

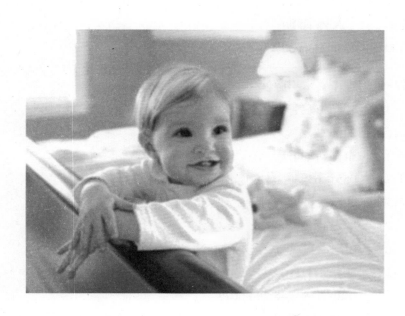

安徽美术出版社
全国百佳图书出版单位

图书在版编目（CIP）数据

身体密码：人体漫游 / 芦军编著. —合肥：
安徽美术出版社，2016.3（2019.3重印）
（博物之旅）
ISBN 978-7-5398-6677-2

Ⅰ.①身… Ⅱ.①芦… Ⅲ.①人体—少儿读物 Ⅳ.①R32-49

中国版本图书馆CIP数据核字（2016）第047084号

出 版 人：唐元明　　　　责任编辑：程　兵　张婷婷
助理编辑：方　芳　　　　责任校对：吴　丹　刘　欢
责任印制：缪振光　　　　版式设计：北京鑫骏图文设计有限公司

博物之旅

身体密码：人体漫游

Shenti Mima Renti Manyou

出版发行：安徽美术出版社（http://www.ahmscbs.com/）
地　　址：合肥市政务文化新区翡翠路1118号出版传媒广场14层
邮　　编：230071
经　　销：全国新华书店
营 销 部：0551-63533604（省内）0551-63533607（省外）
印　　刷：北京一鑫印务有限责任公司
开　　本：880mm×1230mm　1/16
印　　张：6
版　　次：2016年3月第1版　2019年3月第2次印刷
书　　号：ISBN 978-7-5398-6677-2
定　　价：21.00元

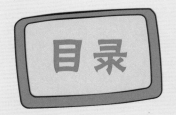

目录

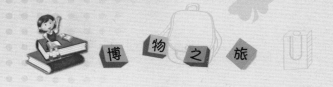

目　录

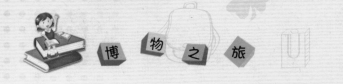

博 物 之 旅

人体是左右对称的吗？

　　人的身体似乎是左右对称的，事实上，人体的左右两侧，并不是绝对对称的，但要精确测量才会发现。就拿左右手来说，它们的粗细长短是不一样的；人的眉毛也是一边高一边低；眼睛也往往是一只大一只小；左右两只胳膊和两条腿，粗细也是不一样的。经常用左胳膊或左腿的人，左胳膊和左腿总是比右边的粗；常用右侧的人，则右侧粗一些。

　　从人体内部脏器来看，左右两侧的差别就更大了。右侧有一个肝脏，左侧却是一个脾脏。最明显的是心脏，它并不位于身

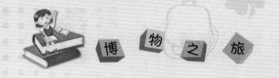

体的正中，只有一小部分位于胸腔右侧，绝大部分在左侧。人体大脑的构造及功能，左右两侧也不完全一样。对大多数人来说，左侧脑子有管理说话、使语言连贯的神经中枢，而右侧则没有。

人体为什么会有气味？

　　每个人都有自己独特的体味，根据生物学家测定，人体散发的气味有1000多种化学物质，其中呼吸器官排出的有149种；肠胃中的气味有250多种；尿液中有219种；粪便中有196种；汗液中有151种；皮肤表面有271种。

　　每个人的体味是不一样的，黑种人的腺体最丰富，他们的体味也就最浓；白人次之；黄种人相对来说体味最弱。另外，生活水平较高或经常大量食用肉食的人，都有比较浓的体味；而经常吃蔬菜的人，体味则比较清淡。这是因为偏重肉食的人，血液中的酸性物质比较多，这些物

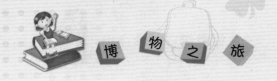

质能随着汗液排泄到体外；而喜欢吃素食的人血液中含碱性物质较多，能够中和血液中的酸性物质，体味也就没有那么浓了。体味还和性别有关系，成年男子往往会散发出含有微量雄性激素的体味；而女性则会散发出含有雌性激素的体味，对异性具有一定的吸引力。

舌头为什么能够辨别味道？

舌头能够分辨出不同的味道，是因为舌头上有许多颗粒状的突起，突起里面含有"味蕾"。味蕾是味觉的先头兵，当接触到进入口腔的食物时，味蕾上的神经系统把它感觉到的味道报告给大脑，大脑下达味觉反应后，就品出味道了。

科学研究发现，味蕾有四种类型，每一种类型感受一种味觉刺激。人类感觉甜味的味蕾较多地分布在舌尖；感觉酸味的味蕾较多地分布在舌头两侧的后半部分；

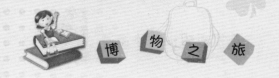
感觉苦味的味蕾集中在舌根部；而感觉咸味的味蕾在舌尖的两侧。而且，咸味传递最快，甜味和酸味适中，苦味在大脑中停留的时间最长。同时，舌和口腔还有大量的触觉和温度感受器，这种综合感受传递到大脑，就会产生各种各样的复合味觉。

少年白发是怎么回事？

人的头发之所以有颜色，是因为头发里有色素颗粒，它是由毛囊里的色素细胞分泌的。人到了老年，头发就会渐渐变白。这是因为老年人体内各种机能都衰退了，色素细胞分泌的色素颗粒跟着减少，头发就会变白，因此白发是衰老的表现。有些年轻人，甚至小孩子也会长出白头发，我们把这种现象叫作"少白头"。那么，青少年的头发为什么会变白了呢？

青少年白发多半是先天性的，与遗传有关。如

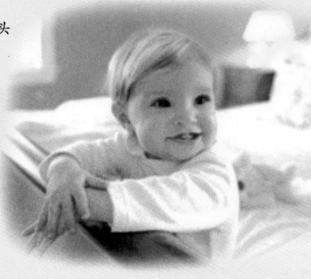

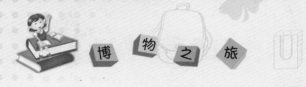

果家族史中有少年白发发生，那么他的子孙后代也可能有这种现象。除了遗传因素之外，生理状况异常也会导致

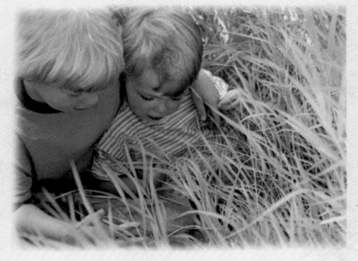

少年白发。此外，精神紧张、忧虑等因素，都可以使青少年的白发加重。当色素颗粒过少，或者在输送到头发的过程中出现障碍时，就会影响头发的颜色。因此不论年龄大小，只要头发中的色素颗粒减少到一定程度，都会使头发变白。

为什么有的人是直发，
有的人是卷发？

　　人的头发之所以有直发和卷发之分，是由于毛囊形状不同。每一根毛发都固定在皮下微小的毛囊中，毛囊的形状影响毛发的形状。圆形的毛囊长出的头发就显得直而粗，这种头发东方人居多；椭圆形的毛囊长出的是波浪式的头发，这种头发西方人较多；而那些一头卷发的人的毛囊是螺旋形的，很多黑人都是这样的头发。

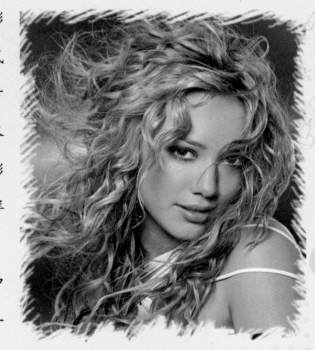

　　头发在生发过程中可以产生两种色素：一

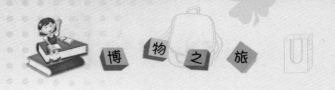

种能使头发呈现由深黑到浅褐色的色调；另一种能使头发呈现金色、金褐色或棕色的色调。这两种色调就像两种颜料，由于它们的不同组合而使头发呈现不同的颜色。不同的人种这两种色素的组成不同，黑头发的人主要有前一种色素，金色头发的人则主要有后一种色素。

人为什么会掉头发？

　　每个人都会掉头发，头发有它自己的寿命，长到一定时间，自己就会老死，自然脱落下来，这是一种正常现象。

　　不正常的掉头发，是因为头发的生长受到了影响的缘故。头发的生长需要营养，其生长所需的营养是靠血液运送的。如果一个人长期多病，身体虚弱、血气不足、营养很差，头发就

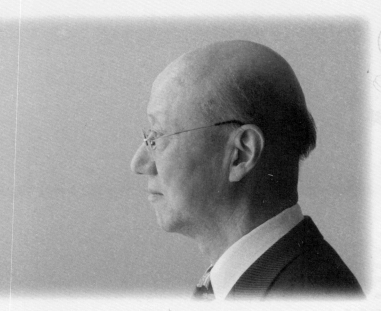

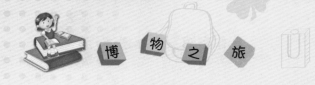

会因缺少营养而脱落。

用脑过度，经常心事重重、烦闷；或者精神过于紧张，脑子受到了很大的刺激等，这些都会影响到头发营养的供应和生长。因为人体的一切活动都由大脑控制，如果大脑受了刺激，不能正常地发挥作用，势必会影响身体吸收营养，进而出现掉头发的情况。

头发生长需要经历哪些阶段？

头发的生命需要经历五个阶段。

1. 生长周期的最初阶段　头发的生命从头皮出现的那一刻开始，毛囊是将来生长的中心所在。这个中心会接收重要的养分并且不断地分裂。而当这些重要的养分在中心之内分裂后即变成蛋白质，头发便开始从这个发源地推向头皮层之上。

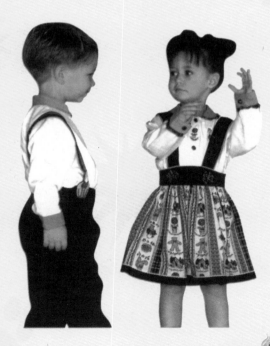

2. 生长阶段　接下来的5~6年间，头发系统会非常活跃，它会不断地生长。当头皮层之下的头发到达表层时，头发便是丰盛、健康而苗壮的。

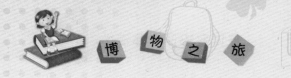

3. 静止阶段 生长阶段后的 2~3 个星期，头发会停止生长，并且开始向内弯曲，同时发根开始慢慢向上推，这时头发便准备脱落了。

4. 停止阶段 头发开始从中心部分枯萎，而且逐渐变短直至脱落，通常这种情形会在静止阶段后的 2~3 个月发生。

5. 脱落阶段 头发从毛囊脱下并离开头皮，此时一根新生的头发也将替代脱去的头发。于是生长、脱落与再生的过程便周而复始地不断循环。

人为什么会长头发？

人类的祖先身上长满了毛，随着人类不断进化，身上的毛发渐渐变细变少，最后成了现在人们身上的汗毛。而头发对头部有很好的保护作用，所以才被保存下来。随着社会的发展，人们对美的追求也越来越强烈，头发作为身体美的一部分，越来越被人们重视。

头发的秘密：

（1）一根头发的平均生长速度：每天 0.3 毫米。

（2）发根在头皮以下的深度：4 毫米。

（3）一根纤细的头发直径：45 微米。

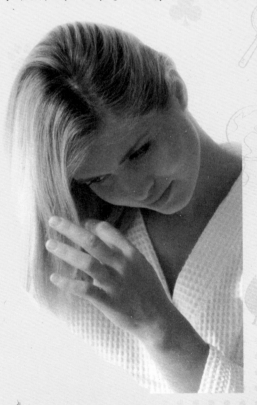

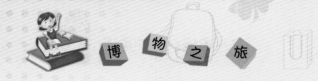
（4）正常情况下，一根干燥的头发能被拉长30％，一根湿发能被拉长50％。

（5）平均每天脱落的头发数量：50～100根。

（6）一根头发单独能承受的平均重量：100克。

（7）1平方厘米的头皮上平均长有200根头发。

（6）中医学认为头发的健康与人体的血液和肾脏健康有关。

人为什么要睡觉 ？

睡眠是人最基本的一种生理需求，是大脑神经活动的一部分，是大脑皮质内神经细胞兴奋被抑制的结果。当抑制作用在大脑皮质内占优势的时候，人就会睡觉。除了极个别的人可以长时间不睡觉之外，正常人都需要充足的睡眠。

睡眠可以消除体力、精神上的疲劳。人们经过一天的学习及工作，脑细胞在紧张的工作后，会感觉疲劳，需要一定的休息时间。在忙碌了一天之后，一夜的酣睡可以帮助大脑消除疲劳。

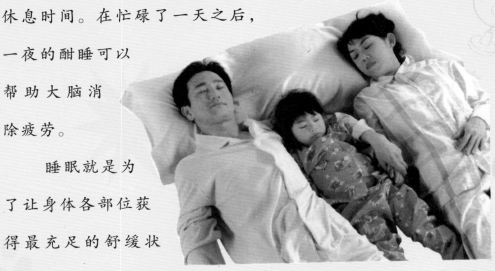

睡眠就是为了让身体各部位获得最充足的舒缓状

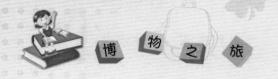

态，让精神恢复到意识最佳、记忆力最好的状态。当身体恢复了能量储备，就会感觉精力相当充沛，学习以及工作的效率就会提高。儿童入睡后，下丘脑垂体分泌的生长激素会增多，因此充足的睡眠有利于孩子的生长发育。如果睡眠不足，人就可能头昏脑胀、注意力不集中、胃口不好，长期这样，就会损害健康。

人为什么会出汗？

人是恒温动物，在 37℃ 左右的体温条件下，各种生命活动才能正常进行。出汗是人体的本能，它是维持正常体温的一种方法。一个人全身皮肤表面有 200~500 万个汗腺，汗液就是从这些汗腺里流出来的。汗腺是人体的"天然空调器"，人的体温上升时，汗腺开始启动"空调器"，皮肤下面的血管就会扩张，身体内的血液涌入皮下血管。这时，皮肤里的汗腺就会分泌大量汗液，通过皮肤表面的汗液蒸发来带走体表的热量，从而降低体表的温度，保持体

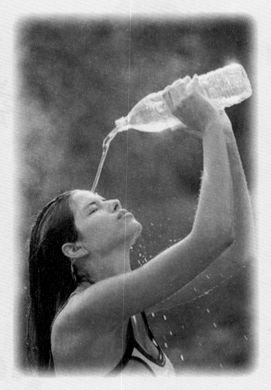

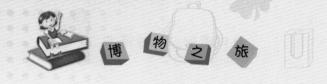

温的恒定。同时，出汗带走人体内大量代谢废物，人就会觉得舒服、畅快。

为了保证汗腺能正常工作，必须经常洗澡，保持皮肤洁净，否则汗腺容易被堵塞。如果汗水流不出来，皮肤就会发炎或生痱子。假如体温超过37℃，汗腺不排汗，体内积聚的热量就会逐渐增多，加剧体温上升。当体温上升超过37℃时，体内重要的生物催化剂——酶的活性就会受到破坏，人就会生病。

为什么额头撞一下会起包？

　　有时不小心，额头撞一下，马上就肿起一个大包。这是怎么回事呢？

　　这是因为头皮下的毛细血管已经受伤破裂，血液从受伤的部位渗出。由于头皮下肌肉和脂肪都很少，血管渗出的血液扩散不出去，都积在受伤部位的头皮和骨头之间，于是就鼓起了一个大包。

　　如果头上被撞了一个包，医生就会建议用冷毛巾冷敷受伤部位，这样可以减

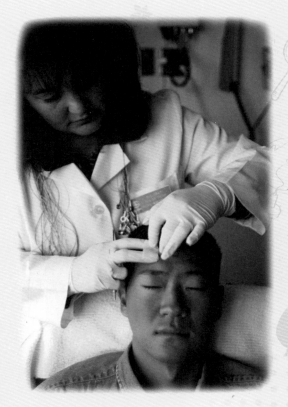

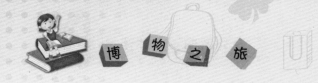

少出血，疼痛就会减轻，包也不会起得太大。一两天以后，破裂的小血管和淋巴管已经长好了，这时就要用热毛巾热敷受伤部位，来促进血液循环，加速肿包部位淤积的血块被毛细血管吸收，包很快就消失了。如果起包的地方有破口的话，一定要请医生治疗，防止感染。

人的体温为什么是 37℃ 左右？

人的体温在正常情况下都是 37℃ 左右，如果体温超出了这个范围就意味着可能患上了某种疾病。正常人的体温在清晨 2~6 点的时候最低；7 点以后急剧上升；到 17~19 点时达到最高，以后又逐渐下降，到 23~24 点达到一个比较稳定的数值，在这期间变动的幅度为 0.6℃ 左右。

如果成人体温超过 37℃，就叫作发热。一般来讲，腋下温度超过 37℃、口腔温度超过 37.4℃、肛门温度超过 37.6℃、24 小时体温波动超过 1℃ 就是发热的表现。但是体温升高的度数不一定能够精确地反映疾病的严重程度。发热通常是细菌感染的结果，但是

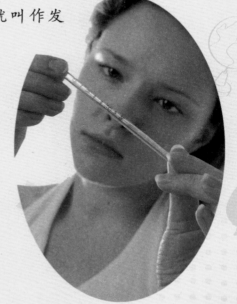

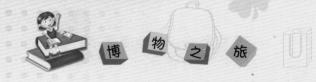

有不少的慢性病也可以使人长期发热。如果发热超过41℃，就会使人昏迷、抽风，甚至危及生命。但是体温急剧下降也是十分危险的。总的来说，体温过高或者过低，都会导致体内的各种酶系统紊乱、活性下降，从而导致机体产生各种生理功能障碍，严重的可导致死亡。

为什么说人体内有个生物钟？

生物钟又叫生物节律，随着时间变化，生物体的各种情绪、行为、体力、形态以及智力等生理节律也周期性地发生变化。各种生物都有固定的节律，这就是生物节律。日本学者发现，人体的生物钟在人脑的松果体里面，但是具体的位置还没有确定。

松果体位于脑干深处，小脑后上部，它能根据白天和黑夜的变化，分泌激素，控制人的生物节律。美国学者发现，早晨4点钟是婴儿出生的高峰期。而又

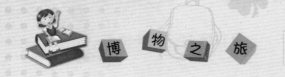
有统计资料表明，人的死亡高峰是早晨的 4~7 点，这就是生物钟对生物体活性控制的作用。医学家们认为，某些情感性疾病，主要是由患者体内的生物钟的周期略长于或略短于 24 小时所引起的，如果适应 24 小时周期规律就可以减轻、消除症状了。

还有报告说，早晨 4~7 点之间，心脏病患者对洋地黄、糖尿病患者对胰岛素最为敏感，此时服药治疗最佳；而上午 9 点，用镇痛药效果不佳。

人的七大营养要素是什么？

我们每天从食物中获取的营养物质主要有蛋白质、碳水化合物、脂肪、维生素、无机盐、纤维素和水 7 种，它们合称为七大营养要素。

蛋白质是制造细胞和组织的基本材料，它可以传递信息、维持大脑运转、促进化学反应。在人体所需的能量中，大约有 60% 是碳水化合物提供的，碳水化合物是人体主要的能量来源。脂肪主要为人体贮存和提供能量，我们平常吃的花生油、菜籽油等都是脂肪类食物。维生素可保证人体机能的正常，维护身体健康。无机盐又叫矿物

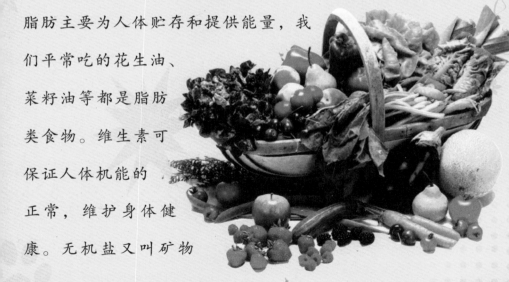

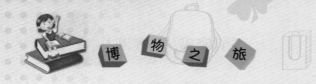
质，其中钙、镁、钾、钠、磷、氯、硫在人体中的含量比较多，但有些矿物质，如铁、锌、碘、铜等的含量比较少，因此将它们称为微量元素。纤维素有利于肠蠕动和排便，能使人产生饱腹感。水在人体中约占体重的 60%，它参与机体的新陈代谢和体温的调节，帮助消化并排出人体内的有害物质。

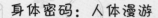

蛋白质对人体有什么作用？

　　蛋白质是人体重要的组成部分，约占人体总重量的50%。人每天必需摄入一定量的蛋白质，才能维持正常的机体活动。

　　人体的组织器官由细胞组成，而蛋白质就是组成细胞的重要成分。人的生长发育离不开蛋白质，特别是婴幼儿，缺少蛋白质就会影响生长和智力发育。人体由于酶和激素的共同参与，才使许多生理作用得以完成，而酶和激素的主要成分也是蛋白质。人体血液的酸碱度和渗透压的平衡、水分在体内的合理分布以及遗传信息的传递，也都离不开蛋白质。另外，人体有一种叫作抗体的蛋白质，它可以战胜侵入人体的病原体。

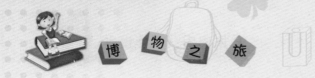
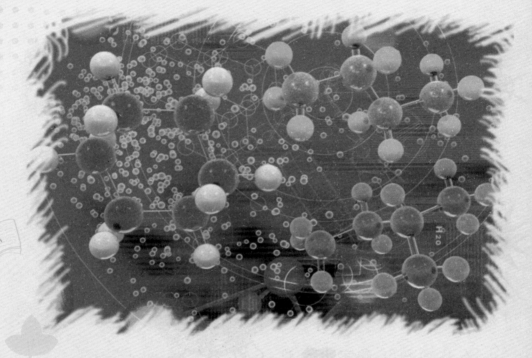

　　人体时刻都在新陈代谢，因此蛋白质也在不停地工作着。一个健康的人每分钟就有约 10 亿个红细胞被制造出来，这是一个宏伟的工程，而它的"建筑师"就是蛋白质。

吃饱了为什么想睡觉？

　　人在吃饭时，为了感觉食物的味道，血液有向头部聚集的趋向。人一吃饱，胃的蠕动就会加快，需要很多血液来供给肌肉的运动。为了消化食物，胃部血流量增加。因此脑部会出现暂时性的血液缺乏，脑部血压降低脑组织缺氧，人就会犯困，所以造成想要睡觉的现象。

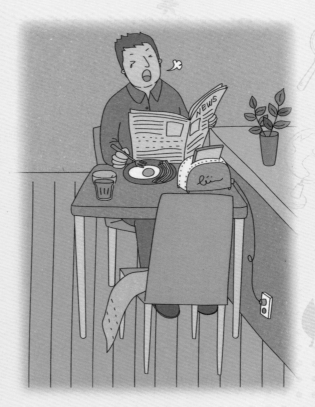

　　很多人吃饱后犯困，什么都不想干，就想躺下来睡觉。医生提醒大家，饭后立即睡觉

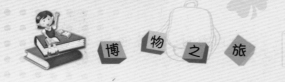
是不科学的。因为机体大部分的组织器官，在睡觉时开始进入代谢缓慢的"休整"状态，而胃肠道却被迫处在"紧张工作"中，造成机体部分状态不平衡，这样不但影响了睡眠，更易导致消化不良。"吃饱了就睡"还会造成胃肠道蠕动减慢，部分蛋白质不能被消化吸收，产生胺类、氨、吲哚等有毒物质，增加肝肾的负担和对大脑的毒性刺激。而且吃饱后立即睡觉容易造成肥胖，引起动脉硬化，发生冠心病和高血压。

为什么说人还是稍胖一点好？

　　肥胖的人容易患上高血压、动脉硬化、冠心病等慢性疾病，所以许多人都在积极减肥。但人体内有适量的脂肪对身体是有好处的。脂肪可以保温，缓解外界的冲击，还可以托衬内脏器官、贮存能量。特别是对于女性来说，脂肪有维持月经正常和美化身体曲线的功用，体内适量的脂肪能使人显得更优美。

　　肥胖的人容易生病，太瘦的人也容易患病。瘦人易患肺

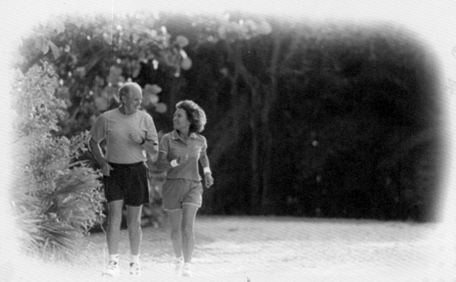

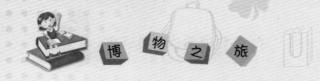
炎等呼吸道疾病，太瘦的女性容易患月经不调等疾病。瘦人对疾病的忍受性很差，特别是一些消耗性的疾病。

有调查表明，胖人比瘦人更能经得起疾病的消耗，而且适度的胖是健康长寿的征兆，因此人还是胖一点好。

为什么少量献血对健康没有影响？

　　1900 年，血液学家兰德斯坦纳和他的学生揭开了输血的奥秘，开始把输血作为挽救危重病人的方法，为人类作出了重大贡献。

　　血液就是生命，它占体重的 1/13 以上，可以给组织、细胞提供赖以生存的营养和氧气，如果把血液及时献给生命垂危的人，病人就可能转危为安。为了挽救人的生命而献血是一件光荣的事情，并且适量献血也不会影响身体健康。

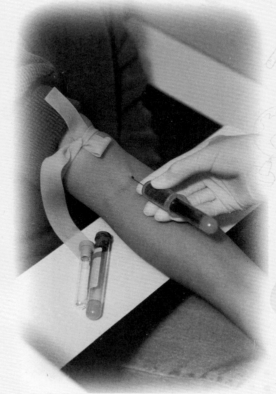

　　正常情况下，人体

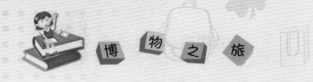
血液总量是基本不变的。一个成年人的血液总量相当于体重的 7%~8%，在失血不超过血液总量的 10% 时，人体能够通过自身的调节很快恢复。每次献血 200 毫升，只占血液总量的 4%~5%，不会对造血机能造成负担，况且人体会从肝脏中调出备用血液来补充，所以说适量献血不会影响健康。

为什么说白细胞是人体的"卫士"？

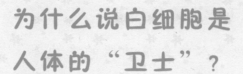

　　白细胞的主要功能是通过吞噬、消化及免疫反应，抵御外来微生物对机体的损害，实现对机体的保护。白细胞包括：粒细胞、单核细胞和淋巴细胞。

　　粒细胞中最重要的是一种叫作"嗜中性粒细胞"的细胞，它具有活跃的变形能力、敏锐的趋化性和很强的吞噬及消化致病微生物的能力，是吞噬微生物病原体的主要细胞。

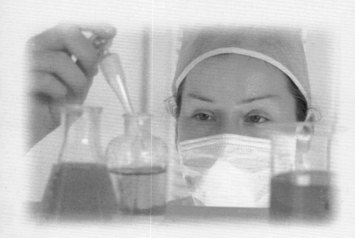

　　单核细胞的主要作用是吞噬、消灭病毒、疟原虫和结核分枝杆菌等致病微生物；识别和杀伤肿瘤细胞；识

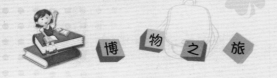

别和消除衰老受损的红细胞、血小板；吞噬逸出的血红蛋白，并参与体内铁和胆色素的代谢。

淋巴细胞是人体免疫功能的主力军，它又可分成 T 淋巴细胞和 B 淋巴细胞两种。T 淋巴细胞主要执行免疫功能；B 淋巴细胞主要执行体液免疫功能，它可产生大量免疫球蛋白，能识别、凝聚、溶解异物或中和毒素。

可见，白细胞是名副其实的人体"卫士"。

人的血液为什么是红色的？

　　人的血液之所以是红色的，是因为血液里有很多红细胞，正是红细胞使人的血液呈红色。

　　红细胞能使血液呈红色，是因为红细胞里充满了含铁的蛋白质，它叫血红蛋白，又叫血色素或血红素。人体内确实含有这些铁，它们除少部分在肌肉、肝脾等器官组织里外，其余 60 % ~70 % 全在血液里。一个体重60公斤的人，身体里大概含有 3 克铁，相当于 3 枚一分硬币的重量。

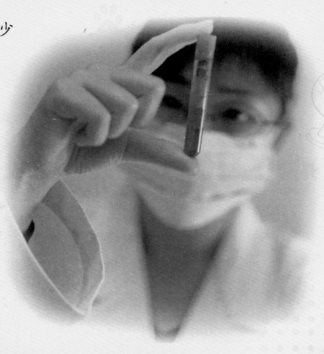

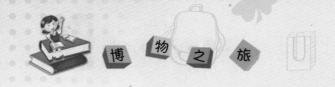

　　红细胞可以运输氧气和二氧化碳等物质，这一过程就得靠血红蛋白里的铁和氧来完成，铁和氧一结合，血液就变成红色的了。

　　在自然界，铁与氧结合会变成铁锈，为什么人体中的铁不会生锈呢？因为血液中的铁被"锁"在血红蛋白的复杂结构里，可以吸收和放出氧，却无法与氧发生化学反应，因而也就不会生锈了。

为什么可以"滴血认亲"？

"滴血认亲"是古代为了证明两个人是否具有血缘关系的一种鉴定方法。具体做法是两个人分别将各自的血滴在盛有清水的碗里，两滴血凝在一起就是亲人，不能凝在一起就不是亲人。但是，经过现代科学验证，"滴血认亲"的方法并不科学，更不能成为法律依据。现在科学已经很发达，处理认亲的事件，可以采用准确度很高的亲子鉴定。

现代亲子鉴定方法主要有血型测试、染色体多态性鉴定和DNA鉴定。血型测

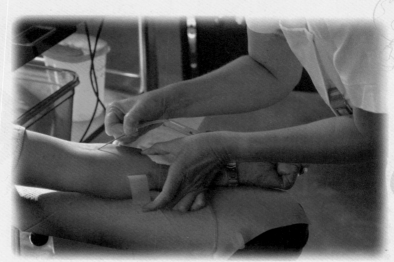

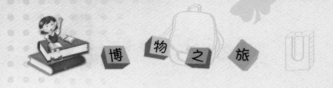

试进行的亲子鉴定就是通过对血型检验来确定亲子关系。但血型重复相同的概率很大，准确率低。染色体多态性是指正常人群中各种染色体形态的微小变异，这种多态性是可以遗传的。利用染色体多态性来鉴定亲子关系，需要靠技术人员的主观判断，准确率相对较低。

DNA 鉴定是目前应用最多的一种鉴定方法。人的血液、毛发、唾液、口腔细胞等都可以用于鉴定。DNA 亲子鉴定否定亲子关系的准确率为 100%，肯定亲子关系的准确率可达到 99.99%。

人类生育男女的比例为什么会差不多？

　　婴儿刚出生的时候，男女之间的比例为 106∶100。也就是说，出生的男孩比女孩多一些。到了 20~40 岁之间，男女之间的比例正好是 100∶100，这个比例保证了男婚女嫁、繁衍后代的需要。等到 40 岁以后，女性就多了起来，特别是到 80 岁以上，这个比例就成了 62∶100。男女比例的不断变化，与男女各自的生理特点有关系。

　　人们对生男生女是无法控制的，但孩子的性别却由父亲决定。这是因为男性能产生两种精子，分别是 X 精子和 Y 精子；而女性只产生一种 X 卵子。假如

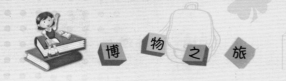

X精子与X卵子结合，就形成XX受精卵，生下来的就会是女孩；假如Y精子与X卵子结合，就形成XY受精卵，生下来的就是男孩。由于男性产生的X精子和Y精子的数目是相等的，因此，男孩和女孩的出生概率是相同的。生下来这些可爱的小宝宝，无论是男孩还是女孩，都是父母的爱情结晶。

我国为什么实行计划生育政策？

人类在地球上已经生存几百万年了，公元 200 年时，全世界的人口只有 2.7 亿，直到公元 1830 年才达到 10 亿。此后增长速度急剧增加，现在世界上每年可增加 7500 万人，平均每天增加 20 多万。

3600 多年以前，我国总人口是 1000 多万，到隋朝的时候达到 4000 万。人口增长的高峰是在清朝，由 1 亿增长到 10 亿。新中国成立以后的 30 多年又是一个人口的增长高峰期，由新中国成立初的 4.7 亿猛增到 1982 年的 10.3 亿。目前我国的人口位居世

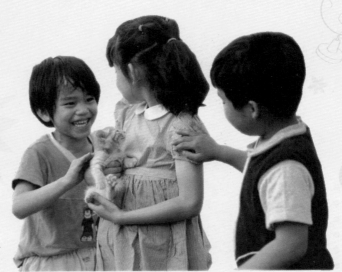

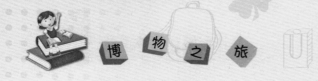

界第一位，每年出生的人口达到 1500 万，是瑞典和瑞士两个国家人口的总和。

　　我国自实行"计划生育"以来，到 1987 年已经少生了 2 亿人。但是由于我国人口的基数大，在未来的几十年间人口数仍会呈上升趋势，到 2030 年将达到 16 亿。控制人口的增长，将有利于提高全国人民的科学文化水平，也有利于改善人民的生活条件和就业问题，还能减少对自然环境的破坏。

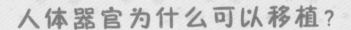

人体器官为什么可以移植？

　　器官移植就是把一个已经失去功能的人体器官，用手术的方法切除，换上一个好的器官来代替它。最早进行器官移植的脏器是肾脏。20世纪50年代，首次肾脏移植成功以后，全世界已有数以万计的肾脏病人进行过肾脏移植。现在的肾脏移植已经成为治疗失去双肾病人的一种重要方法了。

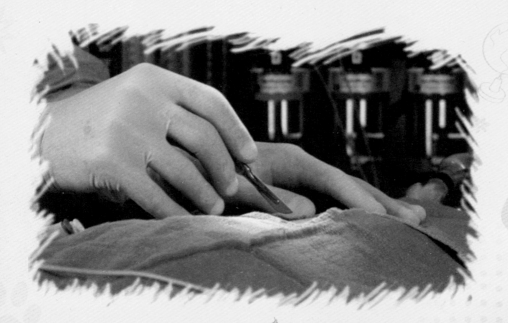

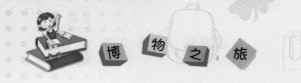

　　随着肾脏移植的成功，心脏移植、肝脏移植和骨髓移植等技术也相继兴起，肺、胰脏、甲状腺和小肠等脏器的移植也正在研究之中。特别是在脑移植方面也取得了惊人的成就，比如给帕金森病患者移植胎儿脑细胞，使病人的病情明显好转。

　　在器官移植过程中，遇到的最困难的问题就是移植来的器官会被自身的免疫系统当作"外来者"，从而引发排斥反应，导致手术失败，甚至造成病人死亡。

医学上为什么把脑死亡定位为死亡的标准？

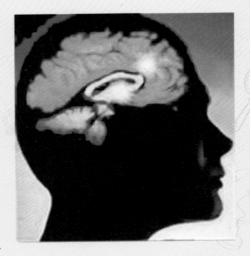

　　长期以来，人们都把是否有呼吸和心跳作为判断一个人死亡的标准。但是现代医学界却根据人的大脑是否死亡作为判断的标准。这是为什么呢？

　　原来随着科学的发展，医生可以用人工呼吸机和人工心脏机等先进的医疗机械设备，把一个没有呼吸和心跳的病人恢复成有呼吸和心跳。因为有的病人虽然没有呼吸和心跳，大脑却并没有停止活动，如果及时通过适当的抢救，就可以让病人恢复呼吸和心跳，使之起死回生。所以，医学家们一致认为，传统的死亡标准已经不适合现在了，必须加以修改。1968年，

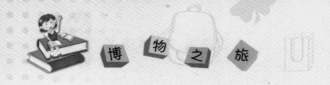

美国医学会在哈佛大学拟定了新的死亡标准，确定脑死亡是真正的死亡。这就是著名的"哈佛标准"，目前已经有许多国家在法律上对此予以承认。

什么是基因？

　　基因是英文"gene"的音译，是遗传功能单位。基因这个概念最早是由丹麦科学家约翰逊在1909年提出的，他将基因定义为：用来表示任何一种生物中控制任何性状及其遗传规律的遗传因子。其实，早在社会大众对基因还很陌生的时候，奥地利的一个修道士孟德尔神父在19世纪就建立了遗传学。他用豌豆的种子做实验来研究植物的花色等特征的遗传。因此，

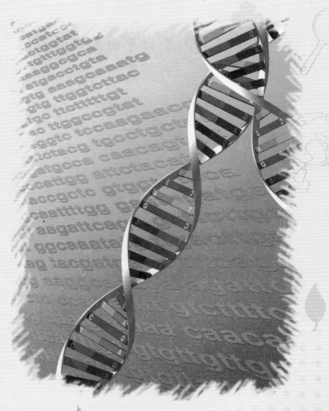

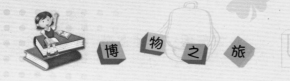

孟德尔被称为"遗传学之父"。

　　基因是生命的密码，它记录和传递着生命的遗传信息，并决定或影响生物体的生、老、病、死等生命现象。基因有控制遗传性状和活性调节的功能，它通过复制把遗传信息传递给下一代，并通过控制酶的合成来控制代谢过程，从而控制生物的个体性状表现。基因还可以通过控制结构蛋白的成分，直接控制生物性状。说得通俗些，植物的高矮、花色、籽粒大小，动物的大小、毛色等都是由基因控制的。

有肥胖基因吗？

为什么有的人会肥胖？目前有两种认识。一种认为，肥胖与遗传有关；另一种观点则认为，是由于过量饮食而运动又比较少才导致肥胖的。

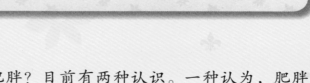

1990年，美国科学家在老鼠的体内发现了肥胖基因。这种基因是正常基因突变形成的，它的隐性纯合体使老鼠的形体很容易发胖。但是把肥胖老鼠的循环系统间接地与正常老鼠的循环系统连接起来，肥胖老鼠的体重就下降了。学者认为，是正常老鼠血液中的调节物质，把肥胖老鼠的某种遗传缺陷纠正过来了。

1994年，一个研究小组利用定位克隆的方法，获得了老鼠的"肥胖基因"，并且把它培植在大

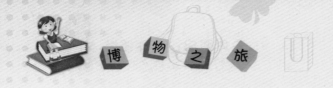

肠杆菌上，从而得到了 OB 蛋白，这就是能调节肥胖老鼠遗传缺陷的物质。经过研究发现，OB 蛋白可能是一种激素，能通过机体内的反馈系统来调节体重。

连体人是怎么回事？

连体人就是双胞胎婴儿出生的时候，身体某一部位连接在一起的现象。科学家认为这是孪生子畸形发育的结果。一般情况，一颗受精卵在受精后4天内分成了双胞胎，如果这两个胎儿都有一套羊膜和绒毛膜，他们就会各自发育成正常的婴儿。但是如果在这4天以内没有分离或者分离得不完全，就会出现或多或少的连体现象。

连体人有各自的头脑，在心理上是独立的。但是两者身体连在一起，无法单独活动。连体人的成活率不高。据统计，在22对连体人中，15对一

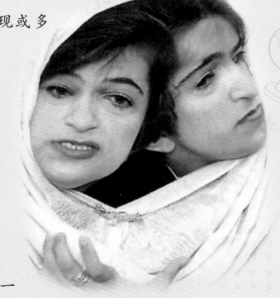

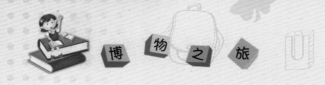
生下来就是死胎，其余的 7 对也只有一对能活下来。给连体人做分身手术是近几年的事情，手术危险性很大，尤其是头部相连的连体人，若能成功分离堪称奇迹。

为什么睡觉会"落枕"？

　　落枕，又称为颈部扭伤，是一种常见的软组织受伤病症。落枕一般是因为睡眠时头部位置不当，或枕头过高，或肩部受风等因素引起的。落枕的人清早起床后感到颈部疼痛，且不能转动，用指压有痛感，甚至局部有轻微的肿伤，这就是落枕。落枕会引起头晕、精神不振、烦躁、没有食欲等一系列症状，会影响工作和学习。

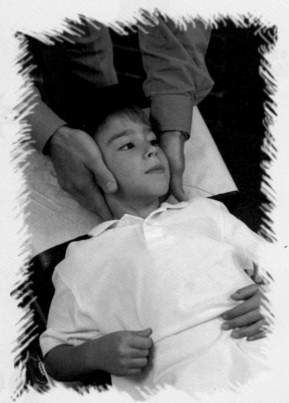

　　治疗落枕，最有效的方法就是推拿法。用手轻轻地揉颈、背、胸廓等压痛点3~5分钟，同时头部慢慢地向前弯曲，然后轻

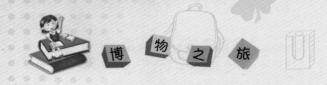
轻地向后仰，左右转动。等到肌肉放松的时候，突然把头部向不痛的那一侧猛转。但如果肌肉太紧张的话，就不能用这种方法了，这时最好请医生按摩、热敷和针灸，或者贴上风湿止痛膏。

人也冬眠吗？

在寒冷漫长的冬季，很多动物都要冬眠。生物学家发现，在冬眠的过程中，动物伏在窝里，生理活动非常缓慢，几乎不用消耗能量。

这个现象给科学家们一个启示：在特定的低温的条件下，如果保持生命细胞固有的生命活力，等恢复生机以后，机体还能继续活动。现代超低温生物学的"生命冷冻"将实现人类

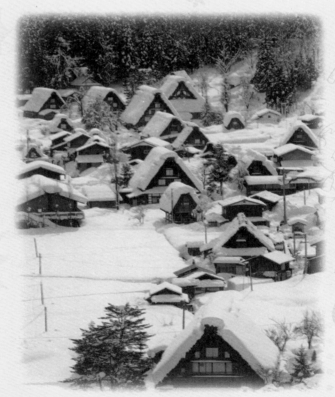

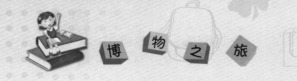

的这个梦想。科学家们已经研究出超低温冷库，用来贮存动物的精子和胚芽，相信不久的将来，"冷冻胎儿"就会出现。至于人体的冷冻方面，已经有了先例。1967年1月19日，美国物理学家詹姆斯·贝福德患癌症即将死亡，医生根据他的要求，把他的身体迅速冷冻到零下196℃，然后装进不锈钢棺材，放进零下200℃的冰墓里。他这样做是希望在医学发展到能够治疗癌症的时候，再把他解冻，治愈疾病。

人为什么有记忆？

　　人的记忆是由脑掌管的。脑包括大脑、小脑、间脑和脑干，它们各有不同的功能。大脑是掌管人体感觉和运动的"司令部"，也是思想活动的"指挥中心"。

　　大脑位于脑的最上层，外形很像核桃仁儿，分左右两个半球，约占整个脑的3/4大小。它的外层呈灰白色，叫灰质，即通常所说的大脑皮层，约由140亿个神经细胞组成。内层呈白色，叫白质，大量的神经纤维都集中在这里。

　　外界的各种声音、光、气味以及其他刺激，通过人的眼睛、耳朵、鼻子、皮肤等感觉器官被人体感知，然后由神经传送到大脑，引起大脑有关部位兴奋。

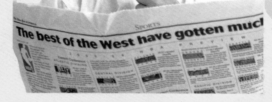

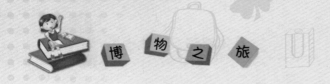

每次兴奋在大脑皮层都会留下痕迹，经过大脑的加工处理，这些兴奋可通过某种方式表现出来，这就是大脑的记忆能力。兴奋的次数越多、越强烈，留下的痕迹就越深，脑子也就记得越牢。

男人和女人的大脑有什么差异？

一般来说，男性的右侧大脑比较发达，主要负责精细的动作和技术，与人的听觉、视觉和触觉关系较大。因此，男性在掌握技术性的操作方面要比女性快。而女性的左侧大脑比较发达，而左脑控制着语言能力，因此她们的语言能力比较强，开始说话的时间也比较早。

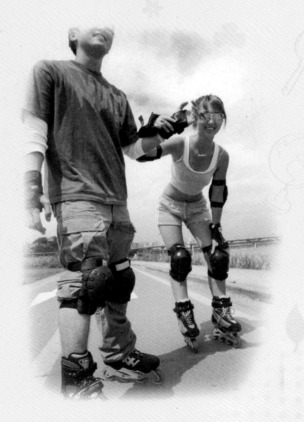

为什么大脑会有性别上的差异呢？科学家经过分析，认为男性大脑的两个半球分工比较严格，而女性却不是很明显。这

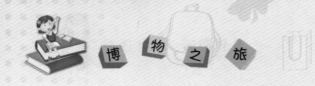

是由于男性胎儿要比女性胎儿早 4 个星期显示出性别，雄性激素较早和较多地分泌，抑制了左脑的发育而促进了右脑的发育。

一位加拿大科学家证实，男孩从 6 岁左右开始，用左手分辨物体的准确度比右手高；在这一点上女孩即使到了成年也赶不上男性，这就是由于男孩的右脑比较发达，并且机能分化较早造成的。

为什么要开发人的右脑？

　　现在大家都在强调开发人的右脑，这是为什么呢？因为人们通常使用右手，导致左脑比右脑发育得更好。人脑由大脑、小脑和脑干等组成。其中，大脑是最复杂的部分，它分为左右两个半球，分别担负着不同的分工。一般来说，左脑支配右半身的活动，右脑控制左半身的活动。科学家发现，右脑在认识空间、音乐、美术和技术方面有较强的能力，而左脑则在说话、书写、分析、计算等方面有较强优势。

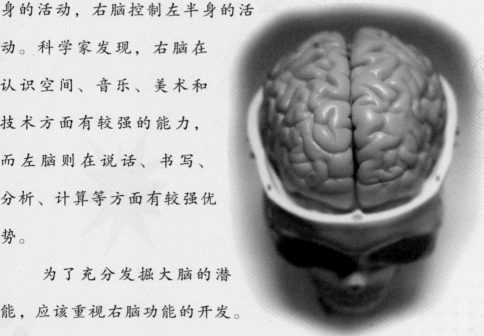

　　为了充分发掘大脑的潜能，应该重视右脑功能的开发。

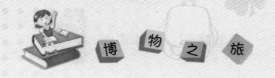

比如用左手运动和工作的时候，右脑的功能就会得到进一步的开发。这样才能培养孩子灵活地运用双手的能力，以促进大脑的充分发展。

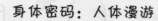

人脑中有"指南针"吗？

　　地球是一个巨大的磁体，地球上的生物都受到0.5高斯强度的磁场的影响。动物的身上只要有"指南针"就不会迷失方向了。那么，人的大脑中是否也有"指南针"呢？

　　科学家发现，有的人睡觉的时候朝南北方向就会睡着，

而朝东西方向的时候就会失眠；有的人即使蒙着眼睛到了陌生的地方，照样能够指明南北方向，这说明人有感知地磁的能力。英国动物学家罗宾博士发现了人能感觉地磁。他用曼彻斯特大学的学生做实验，把这些16~17岁的学生分为两组：一组人的头上捆着磁棒，另一组人的头上捆着铜棒。他们都蒙着眼睛被送到城市西南5

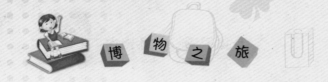

公里外的地方，再让他们说出方向。结果，头上戴铜棒的学生指示的方向大部分是正确的，而头上戴磁棒的学生大多属于正确的方向反时针转了 90° 角。这个实验有力地证明，戴上磁棒确实对人有影响，能使人丧失方向感。

肚子饿了为什么会"咕咕"叫？

胃是一个像口袋一样的器官，专门负责消化食物。我们吃下去的饭菜到了胃里，胃就会有规律地蠕动，把食物搅拌和揉烂。同时，胃里还会产生含有消化酶的胃液，胃液呈酸性，能消化食物。食物经过胃的消化，就一点一点地被送到小肠里，胃里的食物被送完后，胃就空了。但胃仍继续分泌胃液，这时胃里就只剩下一点胃液和气体。胃液量并不太大，气体一般是在进食时，随着食物一起吞咽下去的。

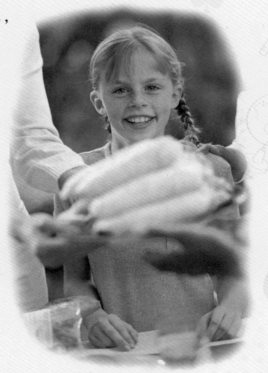

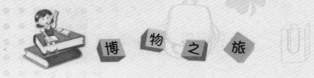

　　胃里的液体和气体，在胃壁剧烈收缩的情况下，就会被挤、捏、揉、压，东跑西窜，同时发出"咕咕"的声音。这如同在洗衣服的时候，衣服中包着空气，在水中揉搓时所发出的"咕咕"声。肚子饿时，胃肯定空着，胃壁收缩排挤胃气，就"咕咕"叫了。

人为什么会打嗝？

　　打嗝是一种常见的消化道受刺激的症状。人之所以会打嗝，原因在于人的胸腔和腹腔之间有一层膜，上面布满肌肉，医学上叫膈膜。膈膜是一个扁平而薄的横纹肌，样子好像张开的降落伞。膈膜能够帮助呼吸，吸气时，它向下降；呼气时，它向上升。因此，如果吃得太快或太急；或者吃进过冷或过热的食物时，就可能刺激膈神经。它经过一系列复杂的神经反射，引起膈膜不正常的强烈收缩，空气就被突然吸进气管。这时声带关闭，由此发出一种"呃——"声，这就是打嗝。

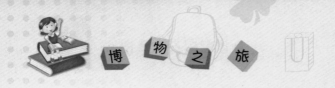
　　正常人发生打嗝大多是轻而短暂的，只需在上腹部轻轻按摩；或喝上一口温热茶水，用手捂一会儿鼻子和嘴；或者采用针刺疗法，打嗝很快就会停止。个别顽固、持久地打嗝，可能是由于疾病引起的，应请医生进一步检查与治疗。

为什么会有不同肤色的人？

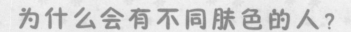

　　科学家研究发现，人类祖先的肤色在一开始基本相同，只是到了后来，人们移居到不同的地区，为了适应外界环境才渐渐出现了肤色的差异。

　　皮肤的颜色主要是由皮肤内黑色素的含量决定的，黑色素是一种黑色或棕色的颗粒，可以阻挡对人体有害的紫外线。人类皮肤的颜色，是进化过程中适应自然环境的结果。阳光中的紫外线能帮助人体合成维生素D，增强人体对疾病的抵抗力。

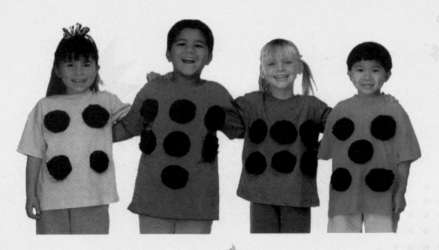

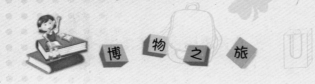

紫外线过多或过少对人体都不利，而黑色素如同遮光的"伞"，起到阻挡紫外线的作用。

居住在赤道地区的非洲人，皮肤常年受到强烈日光的照射，体内产生大量黑色素，因此非洲人皮肤呈黑色。在高寒的北欧，太阳光线较弱，身体里的黑色素很少，皮肤就呈白色。而黄种人聚居在温带地区，阳光强烈的程度居中，黑色素也介于前面二者之间，所以皮肤的颜色就呈黄色。

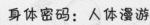

有些人身上为什么会有雀斑？

　　雀斑是皮肤上的棕色斑点，由黑色素构成，黑色素使皮肤和头发有颜色并保护人体不受太阳有害光线的危害。但是，当黑色素分布不均匀时，就会长出雀斑来。皮肤和头发颜色较浅的人容易产生雀斑，皮肤和头发颜色较深的人可以减弱色素的作用，不易产生雀斑。

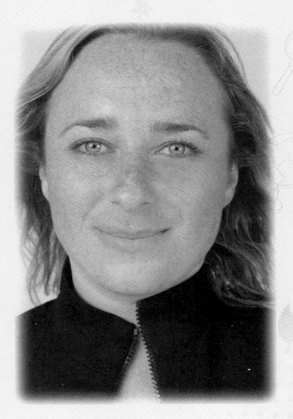

　　雀斑属于常染色体显性遗传皮肤病，多发于女性和儿童。雀斑所在部位黑色素细胞体积大，黑色素增加，在基底细胞内的

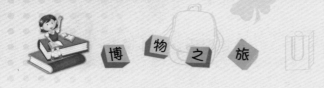

黑色素颗粒量亦增加。这种情况多见于面部，尤其是鼻子的周围，有的发生在前额、手背等部位，多呈针尖或米粒般大小，不突出皮肤表面，为淡褐色或深褐色的圆形或卵圆形斑点，具有对称性分布的特点。雀斑常常春夏重，秋冬轻，日光照射后可加重。一般初发年龄为5~7岁，随着年龄增加而加重，至青春期最为明显，此后随年龄的增大而逐渐减轻。

人为什么会生病？

　　人的身体是由很多器官组成的。正常时，人体和外界环境之间以及人体内部各器官之间保持着平衡，这时人体就表现出健康状态。但是在一定的致病因素作用下，原来的平衡被打破了，机体就会发生组织器官机能代谢和形态结构上的病理变化，出现一系列临床症状，这就是疾病。

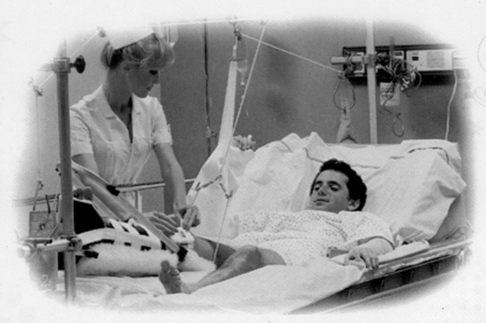

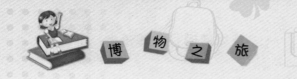

　　尽管任何疾病都有一定的原因，但是有时是单一的因素致病，有时是各种因素复合致病。另外，病因作用于人体能否致病，还取决于机体自身的抵抗力。因此，经常锻炼身体，保持健康的体魄和乐观的心态是非常重要的。当然得病最好还是去看医生。

　　导致疾病的因素有内因和外因两大类，主要有以下几种：生物性因素、营养性因素、物理因素、化学因素、遗传因素、内分泌因素、免疫因素、精神因素。

医生给病人看病为什么要看舌头？

　　医生看病的时候，往往会看看病人的舌头。这是什么原因呢？

　　口腔中有唾液，因此口腔和舌部总是处于湿润状态，如果感到异常的口干舌燥，就是生病了。舌头的不同部位颜色的变化，表明人体不同的器官发生了病变。舌尖反映的是心脏、肺的异常情况；舌中反映的是脾、胃的异常情况；舌头的两边反映肝、胆的异常情况；舌根反映的是肾的异常情况。医生就是通过观察舌质和舌苔来初步诊断病情。舌苔如果由薄变厚，由白变黄，进而变成黑

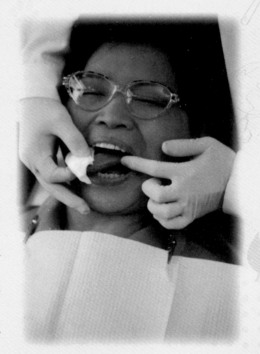

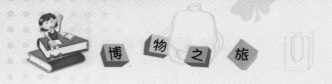
色，就说明病情加重了；同样，舌质如果由淡红色变为红色、绛红、紫色，甚至出现青紫色斑，也说明病情加重了。

　　同样，西医也注意舌诊，西医认为：舌头左边特别红，可能是胰腺炎的先兆；舌头发干是糖尿病人的典型症状；舌头下端发青，反映人的心脏或肺部有危险。

为什么蘸唾液翻书不好？

　　唾液又叫口水，没有颜色和气味，但里面却含有淀粉酶、蛋白质、无机盐等物质。淀粉酶是一种消化酶，能把淀粉分解为糖分，起到消化食物的作用。

　　有人喜欢蘸上唾液来翻书，这是一个坏习惯，用手沾着唾液翻书是很不卫生的。每一页书上都有大约150万个细菌，而且在没有洗干净的手上，也会带有40万个细菌。同时有些人的唾液里，也含有大量的细菌和病毒。如果蘸着唾液看书，就会把细菌和病毒遗留

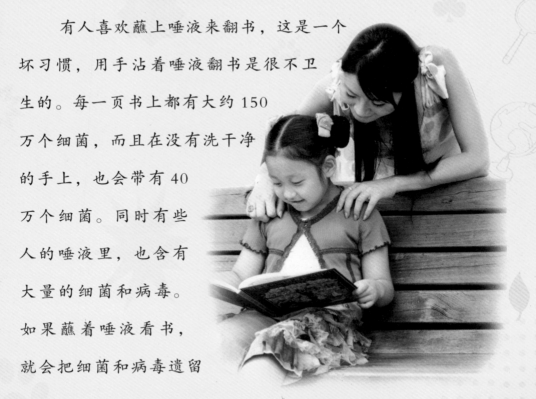

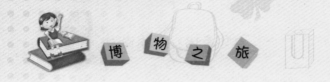

在书上，别人也以这样的方式看书，就会把病菌带入口中，很容易感染疾病。

同样的道理，在数钱的时候也不能蘸着唾液数。因为钱在无数人的手中传递，所带的细菌和病毒要更多呢！因此平时使用钱币以后，应该洗手。另外，商场的门把手和公共健身器材上都有许多的细菌和病毒，接触这些物体，回家后要先洗手，然后才能吃东西。

吃饭为什么不能挑食？

挑食是一种很不好的坏习惯。小孩子正处于长身体的时期，如果挑食就会影响身体发育，还会使抵抗力降低，患上疾病。

不同的食物为身体提供了不同的营养，所以不能只吃一种食物或者根本不吃某种食物，这对身体都是不好的。身体的成长需要各种各样的营养，例如：蛋白质、脂肪、糖类、维生素、铁质和钙质等。这些营养来自不同种类的食物。如果我们只单吃某一类食物，就会影响身体的成长，甚至会降低身体抵抗疾病的能力。

为了防止食用过多的脂肪，可以一周吃两三次瘦

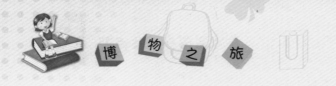

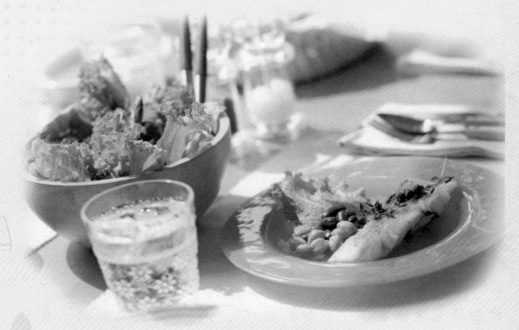

肉，其余的时候吃一些鱼类、鸡肉和蔬菜，荤素搭配要得当，少吃肉类制品和加工过的包装食品，多吃一些时令蔬菜。一日三餐中，早餐要多吃一些，午餐要吃得适中，晚餐可以少吃一些。

为什么不能用茶水吃药？

生病了就需要吃药，药有中药和西药之分。药物可以杀死病菌、病毒和寄生虫，增强人体的抵抗能力，改善人体的生理机能，从而促使病情好转，直到恢复健康。

医院开的药的袋子上一般都写着"温开水送服"等字样，然而有的人却用茶水吃药。这是不好的，因为茶水中有鞣酸、

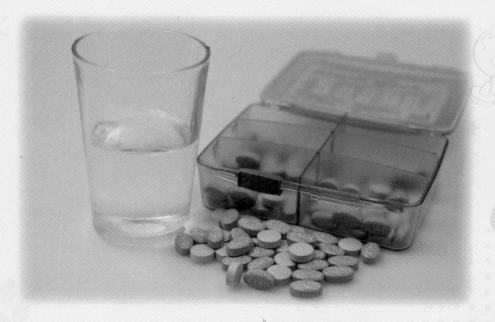

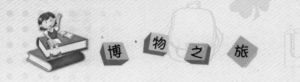

茶碱等物质；而药物成分中的离子，容易和茶水中的酸、碱等成分混合，产生沉淀，不易被人体吸收，这样药效就发挥不出来了，所以不能用茶水吃药。

服药的时候最好用温水送下，带有药囊的，不要把药囊咬破，应该整个吞服，这样有助于药物的吸收。用饮料或汤粥服药也不好，因为这些东西也含有影响药物吸收和疗效的物质。药物吃下以后被肠壁吸收进入血液，经过血液输送到发病部位，从而发挥治病的作用。

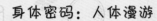

伤口愈合时为什么会觉得痒？

身上伤口愈合的时候，伤口处总有痒痒的感觉，这是为什么呢？

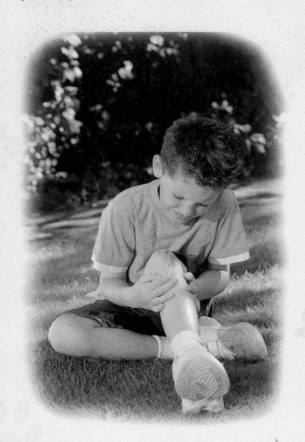

皮肤是由许多层构成的，表皮是最外面的一层，表皮层中有一层细胞叫作生发层，这层细胞有很强的生命力，能够不断地生长。如果受伤的只是表层的浅伤口，没有刺激到神经，这样仅靠生发层就能够长好，在伤口愈合过程中，就不会有痒痒的感

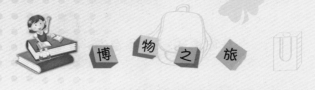

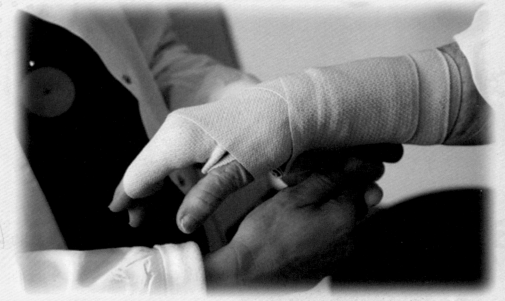

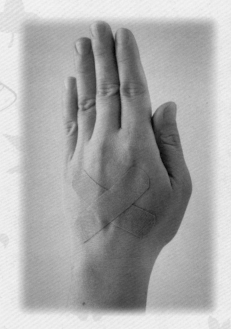

觉。如果受伤的面积较大，伤及血管和神经，那么在愈合的过程中，重新生长出来的血管和神经都要长进肉芽组织。由于长进肉芽组织的血管比较密，在快速生长的过程中，就会刺激到新生的神经，而产生痒痒的感觉。

神经组织的再生能力很低。伤口愈合的时候，新生的神经组

织出现的比较晚，一直到伤口快愈合的时候，神经末梢才会长

进肉芽组织，局部才会逐渐恢复知觉，这样伤口自然就有了痒

的感觉。

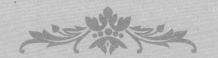